BEI GRIN MACHT SICH IHR
WISSEN BEZAHLT

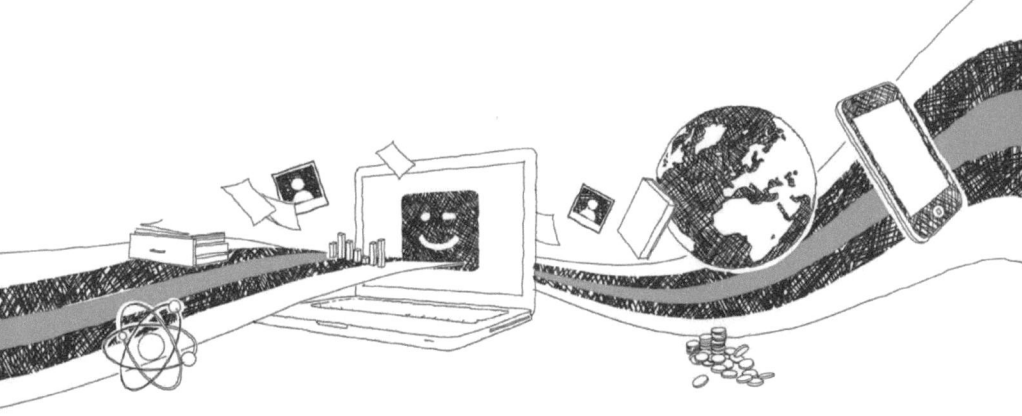

- Wir veröffentlichen Ihre Hausarbeit,
  Bachelor- und Masterarbeit

- Ihr eigenes eBook und Buch -
  weltweit in allen wichtigen Shops

- Verdienen Sie an jedem Verkauf

Jetzt bei www.GRIN.com hochladen
und kostenlos publizieren

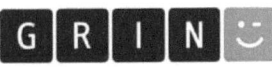

Wolfgang Hohenberger

Schmerztherapie im Aufwachraum

Evaluation und Auswirkung

GRIN Verlag

Bibliografische Information der Deutschen Nationalbibliothek:

Die Deutsche Bibliothek verzeichnet diese Publikation in der Deutschen National-
bibliografie; detaillierte bibliografische Daten sind im Internet über http://dnb.d-
nb.de/ abrufbar.

Impressum:

Copyright © 2010 GRIN Verlag, Open Publishing GmbH
Druck und Bindung: Books on Demand GmbH, Norderstedt Germany
ISBN: 978-3-640-84911-6

Dieses Buch bei GRIN:

http://www.grin.com/de/e-book/167914/schmerztherapie-im-aufwachraum

GRIN - Your knowledge has value

Der GRIN Verlag publiziert seit 1998 wissenschaftliche Arbeiten von Studenten, Hochschullehrern und anderen Akademikern als eBook und gedrucktes Buch. Die Verlagswebsite www.grin.com ist die ideale Plattform zur Veröffentlichung von Hausarbeiten, Abschlussarbeiten, wissenschaftlichen Aufsätzen, Dissertationen und Fachbüchern.

Besuchen Sie uns im Internet:

http://www.grin.com/

http://www.facebook.com/grincom

http://www.twitter.com/grin_com

SCHMERZTHERAPIE IM AUFWACHRAUM

Evaluation und Auswirkung

Fachbereichsarbeit

zur Erlangung des Diploms

für die Sonderausbildung in der Intensivpflege

an der Schule für allgemeine Gesundheits- und Krankenpflege Feldkirch

vorgelegt von:

DGKP Wolfgang Hohenberger

Feldkirch, im März 2010

Abstract

Die vorliegende Arbeit beschäftigt sich mit der postoperativen Schmerztherapie im Aufwachraum. Die Fragen beziehen sich auf den Aufgabenbereich der Pflegepersonen im Umgang mit frischoperierten Patienten, speziell auf die postoperative Schmerztherapie.

Weiters wird danach gefragt, ob eine adäquate Schmerztherapie Einfluss auf den Heilungsverlauf, die Liegezeit im Aufwachraum nach einer Operation und auf die gesamte Aufenthaltszeit im Krankenhaus hat.

Zur Beantwortung der Fragen wurde die Literaturrecherche gewählt. Mit Fachbüchern, medizinischen und pflegerischen Fachzeitschriften sowie Recherche im Internet, wurde versucht die Fragen zu beantworten.

Dem Autor wurde ziemlich schnell bewusst, dass es eine Fülle von Literatur gibt, aber auf die speziell gestellten Fragen wenig Antworten. Es werden dennoch Erkenntnisse erzielt, die dem Thema gerecht werden. Zum Einen wird hervorgehoben, wie wichtig die Zusammenarbeit von Ärzten der verschiedenen medizinischen Disziplinen mit dem Pflegepersonal ist. Dadurch und durch die richtige Handhabung der Instrumente für die Evaluierung des postoperativen Schmerzes, kann eine adäquate Schmerztherapie erfolgen. Schlussendlich kann das zu einer kürzeren Aufenthaltszeit im Aufwachraum führen.

Richtige Evaluierung und Bekämpfung des Schmerzes mit den richtigen Mitteln stehen im Vordergrund der Ergebnisse dieser Arbeit.

Vorwort

Es war von Anfang an klar über welches Thema ich schreiben werde. Jedoch war ich mir nicht im Klaren darüber, wie zeitaufwendig es ist eine Fachbereichsarbeit zu recherchieren und auf Papier zu bringen.

Auch mit der Recherche habe ich mir schwer getan, da es im deutschen Sprachraum nicht genug Literatur gab. Ich wollte unseren Sprachraum nicht verlassen, da schon im anglikanischen Raum der kulturelle Einfluss auf Schmerz und dessen Empfindung anders ist als bei uns. Hier kann ich aus eigener Erfahrung sprechen, weil ich selbst über zwei Jahre in Großbritannien als Krankenpfleger gearbeitet habe.

Es ist auch zu erwähnen, dass dies meine erste Arbeit ist, und ich unter großem persönlichem Druck gestanden bin.

Hier sei meiner Betreuerin, Marina Amann, ein besonders großer Dank ausgesprochen, die mich mit großer Geduld durch diese Arbeit geführt hat. Danke, Marina.

Dankend sei auch die Geduld meiner Eltern erwähnt, die ich nebenbei betreue. Sie hatten mit mir während der Zeit des Schreibens, durch meine Launen, nicht immer gut Kirschen essen.

Auch meiner Abteilungsleitung, DGKP Erika Prosch und den restlichen Mitarbeitern der Pflege von der Anästhesieabteilung des LKH Hohenems ein Dankeschön. Sie waren eine tatkräftige Unterstützung für mich.

Mag. Burghart Häfele sei hier auch erwähnt, ihm gilt mein Dank fürs Korrekturlesen.

Es muss noch erwähnt werden, dass ich meistens von dem Patienten schreibe, gemeint sind jedoch beide Geschlechter (PatientIn). Die Literatur macht hier selten einen Unterschied in der Bezeichnung. Dies wurde so übernommen, ohne ein Geschlecht dadurch diskriminieren zu wollen.

Inhaltsverzeichnis

1 Einleitung

Die Motivation das Thema „Postoperative Schmerztherapie im Aufwachraum",
zu wählen, kommt daher, weil der Autor in einem Krakenhaus arbeitet, in dem
eine Tageschirurgie angeboten wird. Es wird dabei versucht die Liegezeit im
Aufwachraum ständig zu verkürzen, da das Ziel besteht, zwei Stunden nach
Anästhesie-Ende den Patienten wieder in häusliche Pflege zu entlassen.

Aus dem Problem die Aufwachraum Liegezeiten zu verkürzen, haben sich die
Fragen herauskristallisiert.

a) Hat eine adäquate postoperative Schmerztherapie Einfluss auf den Heilungsverlauf?

b) Hat diese weiters auch einen Einfluss auf eine kürzere Liegedauer im
   Aufwachraum?

c) Beeinflusst eine adäquate postoperative Schmerztherapie die Aufenthaltsdauer des Patienten im Krankenhaus?

Aufgrund der Sichtung von relevanter Literatur und fachspezifischen Magazinen
erhofft sich der Verfasser die richtigen Antworten und Erkenntnisse zu bekommen.

Das Ziel dieser Arbeit ist aufzuzeigen, wie relevant die adäquate postoperative
Schmerztherapie sich auf den Heilungserfolg, Liegedauer im Aufwachraum und
die Dauer des Gesamt-Aufenthaltes des Patienten im Krankenhaus auswirkt.

2 Methodik

Als Forschungsmethode wurde die Literaturrecherche gewählt.

Es wurde zum größten Teil in der deutschen Literatur gesucht. Markante Schlagworte waren: „Aufwachraum", „Postoperative Schmerztherapie", „Schmerzevaluation", „Tageschirurgische Eingriffe" und „Aufenthaltsdauer auf tageschirurgischen Stationen".

Ein großer Teil wurde mit oben genannten Schlagworten im Internet recherchiert. Es wurden nur deutschsprachige Artikel und Bücher bei dieser Arbeit verwendet.

Ein kleiner Teil der Literatur wurde durch Handrecherche gefunden. Unbelegbares Erfahrungswissen wurde durch das Beiziehen von Fachexperten untermauert. Um auf aktuellen Stand zu sein, wurden nur Arbeiten und Bücher verwendet, die nach dem Jahre 1997 veröffentlicht wurden.

3 Darstellung der Ergebnisse

„Jeder von uns kennt Schmerzen. Sie können bohren, stechen, brennen, zerren oder ziehen. Haben wir Schmerzen, so sind unser Wohlbefinden und unsere Lebensqualität beeinträchtigt [...]" (Fahl/Strehlow 2010).

3.1 Begriffsdefinitionen

Obwohl Schmerzen zu den ältesten Erfahrungen des Menschen gehören und sehr weit verbreitet sind, fällt es bis heute schwer zu definieren, was Schmerz genau ist. Die bislang einzige allgemein anerkannte Schmerz-Definition stammt von der „International Association of the study of pain" (kurz ISAP) (Fahl/Strehlow 2010).

3.1.1 Schmerz

„Schmerz ist ein unangenehmes Sinnes- und Gefühlserlebnis, dass mit aktueller oder potentieller Gewebsschädigung verknüpft ist oder mit Begriffen einer solchen beschrieben wird" (ISAP 1979 zit. aus Onmeda 2009).

Schmerzen sind eine vielschichtige Sinnesempfindung. Sie sind immer ein körperliches und seelisches Erlebnis und das Produkt komplizierter Abläufe in unserem Körper. Schmerzen lassen sich nicht direkt durch Geräte messen, da sie ganz individuell empfunden und geäußert werden (Fahl/Strehlow 2010).

Grundsätzlich gilt: Schmerzen sind ein lebenswichtiges Alarmsignal des Körpers. Sie haben die Funktion, unsere Gesundheit zu schützen. Durch Schmerzen werden wir auf Gefahr aufmerksam (Fahl/Strehlow 2010).

Diese Definition beinhaltet die Unterscheidung emotionaler und sensorischer Aspekte. Schmerzen sind auch dann Schmerzen, wenn keine organischen Ursachen vorliegen.

Schmerz trägt im Vergleich zu den anderen Sinnen wenig zum Erkennen der Umwelt bei.

Schmerzsinn gibt nur Informationen über den Zustand des Körpers, über Bedrohung von innen und außen.

Zum Erkennen der Schmerzursache werden die anderen Wahrnehmungsapparate benötigt (Sinnesphysiologie 2010).

3.1.2 Analgesie

Ist die fehlende Schmerzwahrnehmung bei einem Reiz, welcher normalerweise schmerzhaft ist (Weber et al. 2008: S 11).

3.2 Schmerzformen

Nach dem Entstehungsort unterscheidet man den viszeralen Schmerz, den somatischen Schmerz und als Sonderform den neurogenen Schmerz (Schäffler et al. 1997: S 527).

3.2.1 Viszeraler Schmerz

Den „Eingeweideschmerz" bezeichnet man als viszeralen Schmerz. Durch Dehnung von Hohlorganen, Spasmen von glatter Muskulatur, Durchblutungsstörungen oder Entzündungen entsteht der viszerale Schmerz. Man kann ihn als Dauerschmerz oder als periodischen Schmerz, z.B. bei Koliken, äußern, und wird ebenfalls als dumpf beschrieben (Schäffler et al. 1997: S 528).

3.2.2 Somatischer Schmerz

Verletzungen an Haut, Muskeln, Knochen, Bindegewebe und Gelenken führen zum somatischen Schmerz. Man unterscheidet den Oberflächenschmerz, der in der Haut entsteht, und vom Tiefenschmerz, der von Gelenken, Muskeln, Knochen oder Bindegewebe ausgeht (Schäffler et al. 1997: S 528).

Wobei beim Oberflächenschmerz von zwei Anteilen gesprochen wird: Zuerst den kurzen, hellen, scharfen, gut lokalisierbaren „1. Oberflächenschmerz". Danach, nach kurzer Pause folgt der „2. Oberflächenschmerz", ein diffuser, dumpfer oder brennender Schmerz, der eher langsam abklingt (Schäffler et al. 1997: S 528).

Über markhaltige Nervenfasern wird der 1. Oberflächenschmerz und über marklose Nervenfasern der 2. Oberflächenschmerz geleitet. Neurophysiologisch entspricht er dem Tiefenschmerz. Kopfschmerz ist ein typischer Tiefenschmerz (Schäffler et al. 1997: S 528).

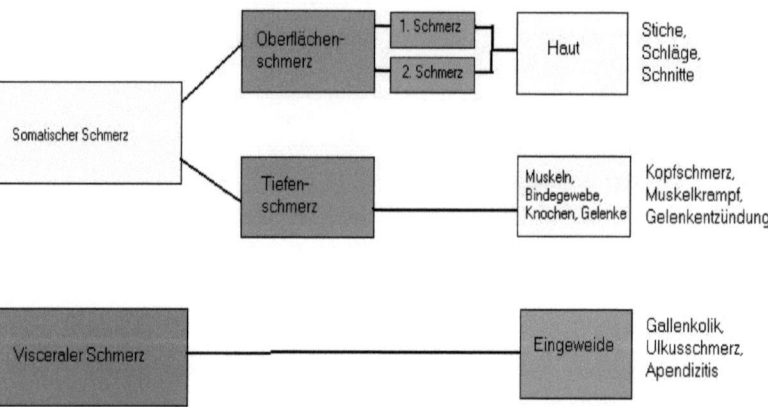

Abb. 1 Schmerzformen / Qualitäten (Sinnesphysiologie 2010)

3.2.3 Neurogener Schmerz

Schädigungen an Nerven führen zu quälendem, oft blitzartig einschießenden Schmerzempfindungen, diese nennt man neurogene Schmerzen. Vom Körper wird nicht erkannt, woher der Schmerz kommt. Dieser Schmerz wird so empfunden, als käme er aus dem Körperteil, wo die Nervenendigungen liegen, obwohl die Schädigung irgendwo im Nervenverlauf lokalisiert ist. Dieser Schmerz wird auch „projizierter Schmerz" genannt, da er quasi wie ein Dia in die Körperperipherie abgebildet wird. Die ausstrahlenden Schmerzen sind die bekanntesten: Ziehende Schmerzen im Bein bei Bandscheibenschäden im Lendenwirbelsäulenbereich, und die Neuralgien (Schäffler et al. 1997: S 528).

Weiters kann der Schmerz noch in „akuten und chronischen" Schmerz eingeteilt werden. Wobei der Verfasser nur auf den akuten Schmerz kurz eingeht, da in seinem Aufgabenbereich (Tageschirurgie) dieser mehr Relevanz hat.

3.2.4 Akuter Schmerz

Dieser Schmerz tritt im Rahmen eines akuten Ereignisses, beispielsweise eines Traumas, einer Operation, einer entzündlichen Nervenläsion oder bei der Migräne auf.

Ein Warnsignal des Körpers ist der „akute Schmerz". Betroffene können in der Regel den Schmerz gut lokalisieren, wobei die Schmerzlokalisation oft dem Schädigungsort entspricht. Schäffler (1997: S 528) sagt: *Der plötzliche auftretende Schmerz ist ein Alarmzeichen. Akute Schmerzereignisse deshalb nicht nur in der Krankenakte dokumentieren, sondern auch unverzüglich den Arzt informieren"*.

Wichtig ist, die Ursache zu finden und diese gezielt zu behandeln (Schäffler et al. 1997: S 528)!

3.3 Kulturelle Einfluss auf das Schmerzerleben

Die verschiedenen Kulturen, verschiedene Migrantenhintergründe in der heutigen Zeit, haben ein unterschiedliches Verständnis vom Schmerz und vom „angemessenem Umgang" mit Schmerzen. Unterschiedliche kulturelle Schmerzkonzepte beeinflussen stark die unterschiedlichen individuellen Schmerzkonzepte. Die Kenntnis von kultureller Deutung von Schmerz erleichtert uns den einzelnen Kranken zu verstehen (Schäffler et al. 1997: S 529).

3.4 Instrumente der Schmerzerhebung

Im Krankenhaus wird es häufig dem Patienten selbst überlassen, die Intensität des Schmerzes anzugeben. Es gibt dazu verschiedene Skalen, auf welcher der Patient subjektive Angaben über seinen Schmerz machen kann. Dies dient dem Arzt und dem Pflegepersonal als Grundlage für Beurteilung des Schmerzzustandes und der Wirksamkeit therapeutischer Maßnahmen. Für den Umgang mit diesen Skalen durch Patienten ist die Anleitung durch das Pflegepersonal von großer Bedeutung, sowie dessen Dokumentation (Larsen 2007: S 555f).

Bei der Schmerzerhebung ist es sehr wichtig den Patienten aus ganzheitlicher Sicht zu betrachten, und darf sich nicht nur auf einzelne Symptome konzentrieren. An folgendes sollte daher unbedingt gedacht werden (Weber et al. 2008: S 10):

    I. man muss den Patienten ernst nehmen,

    II. man muss versuchen eine Vetrauensbasis zu schaffen,

    III. man muss den Hauptschmerz herausfiltern,

    IV. man braucht für die Messung des Schmerzens validierte Erfassungsinstrumente,

V. man muss auch die psychische Situation das Patienten beurteilen, dadurch kann erst eine entsprechende Therapie erfolgen (Weber et al. 2008: S 10).

3.4.1 Visuelle Analog Skale (VAS), Numerische Rating Skala (NRS)

Die visuelle Analogskala (siehe Abb.2) ist eine Art Lineal auf der Patienten ihr persönliches Empfinden des Schmerzes einstellen können. Sie wird auch in der verschiedensten Literatur als Numerische Rating Skala angegeben. Die Skala reicht von "kein Schmerz" bis "stärkster Schmerz". Auf der Rückseite liest der Arzt oder die Pflegekraft dann einen dazugehörigen Wert von Null bis Zehn ab. Mit dieser relativen Maßzahl erhält man Hinweise für die Dosierung von Schmerzmitteln und über den Behandlungserfolg. Mit der visuellen Analogskala möchte man das Ausmaß von Schmerzen wenigstens einigermaßen erfassen. Denn für Schmerzen gibt es keine allgemein gültige Norm. Schmerz ist subjektiv und nicht wirklich messbar (ABDA 2009).

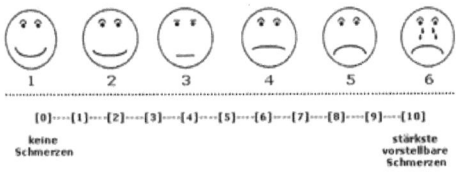

Mithilfe der visuellen Analogskala kann der Patient die Intensität seines Schmerzes angeben.

Abb. 2 Visuelle Analogskala (DocMed 2010)

3.4.2 Visuelle Smiley Skala (VSS)

Die VSS ist meistens kombiniert mit der VAS. Sie ermöglicht bereits Kleinkindern, ab Kindergartenalter, ihren Schmerz einzuordnen. Kinder können mit den Bildgesichtern ihre Schmerzen verhältnismäßig gut einschätzen. Nachdem die Pflegekraft oder der Arzt dem Kind erklärt, was die verschiedenen Gesichter (siehe Abb. 2) bedeuten, soll das Kind sein momentanes Befinden auf der Skala einordnen. Die Einstufung der Schmerzen durch das Kind ist zudem ein guter Anknüpfungspunkt für ein Gespräch über den Schmerz, wie seine Art und Lokalisation (Schäffler et al. 2000: S 531).

3.4.3 Verbale Rating Skala (VRS)

Die verbale Rating Skala ist unkompliziert in der Anwendung. Auf Fragen–Antwort-Basis, wird der Patient aufgefordert seinen Schmerz zu definieren. Dabei werden auf einer fünfstufigen Likertskala folgende Schmerzangaben:

- 1   kein Schmerz

- 2   leichter Schmerz

- 3   mäßiger Schmerz

- 4   starker Schmerz

- 5   stärkster vorstellbarer Schmerz

unterschieden. Unter Einbeziehung der Vitalwerte kann so laut dem Mediziner Eder (Schmerzexperte) eine adäquate Schmerztherapie gewährleistet werden.

3.4.4 Schmerzlinderungs–Score

Wie der Schmerz, kann die Wirksamkeit der Schmerztherapie ebenfalls nur aufgrund der subjektiven Angaben des Patienten eingeschätzt werden. Dies geschieht wiederum mit einer fünfstufigen Likertskala:

- 0   keine Linderung

- 1   geringe Linderung

- 2   mäßige Linderung

- 3   starke Linderung

- 4   vollständige Linderung (Larsen 2007: S 557)

3.5 Faktoren die den Schmerz beeinflussen

Es gibt viele verschiedene Faktoren die den Schmerz beeinflussen. Z. B. Lokalisation, Traumata oder symptomatische Schmerzen oder auch die Herkunft eines Patienten, viele verschiedene Faktoren beeinflussen das individuelle Schmerzerlebnis (Larsen 2007: S 558).

3.5.1 Der operative Eingriff

Lokalisation, Dauer und Ausmaß des Eingriffes beeinflussen die Art, Intensität und Dauer der postoperativen Schmerzen. Zu den besonders schmerzhaften Eingriffen gehören die intrathorakalen und intraabdominellen Eingriffe. Weiters zählen auch Nierenoperationen und ausgedehnte Eingriffe an Knochen, Gelenken und Wirbelsäulen zu den besonders schmerzintensiven Operationen (Larsen 2007: S 558).

Dagegen sind Operationen an Bauch- oder Thoraxwand sowie Kopf, Hals und Extremitäten weniger schmerzhaft (Larsen 2007: S 557).

3.5.2 Präoperative Aufklärung und Vorbereitung

Nicht alle Patienten äußern postoperativ Schmerzen obwohl sie vorhanden sind. Durch unzureichende präoperative Aufklärung wird dem Patient die Möglichkeit der Behandlung des postoperativen Schmerzes nicht bewusst. Es entstehen Ängste. Werden diese durch gute Aufklärung vermindert, verringert sich auch der Analgetikabedarf! Der Großteil der Pflegenden führen nur Analgetika zu (ca. 30%), wenn der Patient danach verlangt. Darum ist es wichtig, postoperativ den Patienten immer gezielt nach Schmerzen zu fragen (Larsen 2007: S 558).

3.5.3 Narkoseverfahren

Larsen (2007: S 558) beschreibt: *„Durch intraoperative Zufuhr von Opioiden wird die Erstanforderung von Analgetika nach der Operation hinausgeschoben und auch der Gesamtbedarf vermindert".*

Ausreichende, nicht zu knappe Dosierungen sorgen intraoperativ für einen kürzeren Aufenthalt auf der Aufwachstation, und der Patient kann laut der Medizinerin Rieger wieder früher auf die Station entlassen werden, da der Patient schmerzfrei ist.

3.5.4 Individuelle Faktoren

Depressive Patienten reagieren auf Schmerz intensiver. Angst kann ebenfalls schmerzverstärkend wirken. Genauso beeinflusst die Erwartungshaltung aufgrund früherer Erfahrungen bei chirurgischen Eingriffen, oder die Berichte anderer die Schmerzerfahrung. Alle diese Faktoren beeinflussen die Reaktion auf den postoperativen Schmerz (Larsen 2007: S 558).

3.5.5 Ethnische und philosophische Einflüsse

An dieser Stelle muss erwähnt werden, dass die Deutung, Bewertung und Bewältigung des Schmerzes eng verbunden ist mit der jeweiligen Religion oder Philosophie. Aus diesem Grund ist es sehr wichtig beim Thema „Schmerz" anzugeben, was für ein Welt- oder Gottesbild beim einzelnen Patient vorhanden ist. Wenn man dies näher betrachtet erkennt man, dass ein Hindu, ein Moslem, ein Buddhist, ein Christ oder ein Jude, völlig verschiedene Zugänge zum Schmerzerleben haben (Weber et al. 2008: S 5).

„So gilt im Islam der Schmerz als Prüfung Allahs, die durch Geduld bestanden werden kann", schreibt Larsen (2007: S 558). Im Gegensatz dazu, ist nach buddhistischer Auffassung Schmerz ein Teil des Lebens und gehört schicksalhaft dazu. Dieser kann durch meditative Übungen beherrscht werden.

Hier erkennt man schon wie schwierig es ist Schmerz zu evaluieren. Jedes Individuum empfindet Schmerz als etwas anderes.

3.5.6 Alter und Geschlecht

Die Fähigkeit Schmerz zu ertragen nimmt bei Kindern mit dem älter werden zu. Bei älteren Patienten soll die Toleranz gegenüber Schmerz höher sein als bei jüngeren. Bei den Geschlechtern ist es so, dass Frauen eine niedrigere Schmerzschwelle haben als Männer, aber trotzdem der Analgetikaverbrauch postoperativ niedriger ist als es bei Männern der Fall ist (Larsen 2007: S 558).

3.6 Der postoperative Schmerz

Der postoperative Schmerz hängt stark von der Lokalisation des Eingriffs ab (Larsen 2007: S 557).

3.6.1 Intrathorakale und intraabdominelle Operationen

Bei diesen Operationen treten somatische wie auch viszerale Schmerzen auf. Der somatische Schmerz entsteht zuerst durch die Verletzung der Haut, er wird als „hell" oder „scharf" bezeichnet, und ist gut lokalisierbar. Dann entstehen die tiefe Schmerzen durch Verletzung von Faszien, Muskulatur, Pleura oder Peritoneum, diese sind dumpf und diffus – und schwer zu lokalisieren (Larsen 2007: S 557).

3.6.2 Gelenksoperationen

Bei Operationen an den Gelenken kommt es in diesem Bereich zu einem starken somatischen Tiefenschmerz. Dieser kann auch zu schweren Reflexspasmen der Muskulatur führen. Ähnliche Spasmen können nach Operationen an der Bandscheibe auftreten. Diese Operationen aktivieren massiv das nozizeptive System (Larsen 2007: S 557).

3.7 Auswirkungen des postoperativen Schmerzes

Der postoperative Schmerz kann direkt oder indirekt zu Funktionsstörungen führen. Gleichfalls kann er sich ungünstig auf den Heilungsverlauf auswirken (Larsen 2007: S 557).

3.7.1 Atmung

Bei Eingriffen intrathorakal oder intraabdominell sind respiratorische Störungen typisch. Schmerzen aus dem Operationsgebiet mit Muskelspasmen in der Nachbarschaft, sowie ober- und unterhalb des Operationsgebietes sind die wichtigsten Ursachen. *„Hierdurch",* schreibt Larsen (2007: S 557), *„nehmen Atemzugvolumen, Vitalkapazität, forcierte Vitalkapazität und funktionelle Residualkapazität ab."*

Atelektasen mit Störungen des pulmonalen Gasaustausches, durch die schmerzbedingte respiratorische Störung, können auch zu Pneumonien und Infektionen führen. Besonders gefährdet sind Raucher, ältere Menschen und Patienten mit Erkrankungen der Atemorgane. Ersichtlich werden diese Auswirkungen noch durch die typische „Stöhnatmung". Diese entsteht durch Einschränkung der Muskelaktivität im Thorax- und Abdominalbereich, am häufigsten nach intrathorakalen Eingriffen und nach Operationen im Oberbauch (Larsen 2007: S 557).

3.7.2 Herz-Kreislauf-Funktion

Starke Schmerzen können sich durch veränderte Vitalparameter zeigen. Durch Aktivierung des sympathoadrenergen Systems kommt es zur Tachykardie,

Blutdruckanstieg, peripherer Vasokonstriktion und Zunahme der Herztätigkeit (Larsen 2007: S 557).

3.7.3 Gastrointestinaltrakt

Postoperative viszerale Schmerzen können zu Übelkeit und Erbrechen führen. Es kann durch eine Mobilitätsminderung des Harntraktes zu Harnverhalten kommen (Larsen 2007: S 557).

3.8 Postoperative Schmerztherapie in der Praxis

Hierzu wurde eine Arbeit vom Klinikum Memmingen herangezogen, da diese Praxisnähe hat und überdies auch sonst noch andere wichtige Aspekte aufzeigt, wie beispielsweise die Zusammenarbeit von Pflegekräften und Ärzten.

Bürkle et al. (2005: S 2) geben zu bedenken: *„Schmerz ist absolut individuell. Eine optimierte Schmerztherapie beeinflusst den gesamten perioperativen Verlauf und hilft u.a., Herz-Kreislauf-Komplikationen und dadurch eine verlängerte Liegedauern zu vermeiden. [...] Eine gute Schmerztherapie steht wie viele Patientenbefragungen gezeigt haben, ganz im Mittelpunkt der Patientenerwartungen. Sie steigert sowohl die Zufriedenheit bei den Patienten als auch bei allen ärztl./ pflegerischen Mitarbeitern."*

Um in der Praxis mit den geeigneten Instrumenten Schmerz zu evaluieren und zu therapieren muss eine Richtlinie geschaffen werden, nach der das Stationspersonal einheitlich arbeiten kann.

Zur Schmerzmessung wird mit der NRS gearbeitet, die oben schon beschrieben wurde.

3.8.1 Analgetischer Therapiebedarf in der Praxis

Der analgetische Therapiebedarf beginnt bei Stufe 1 auf der NRS. Mit steigender Zahl nimmt die Dringlichkeit einer adäquaten Schmerztherapie zu. Die Schmerzskala alleine ist aber nicht ausreichend. Sie muss kombiniert werden mit den Vitalparametern, die Zeitgleich überwacht werden (Herzfrequenz, Blutdruck, Vigilanz, Atemfrequenz) (Bürkle et al. 2005: S 2).

Dabei liegt schon bei der Aufnahme des Patienten in das Krankenhaus eine wichtige Aufgabe beim Arzt. Diese besteht darin, mit dem Patienten beim Aufklärungsgespräch über die Notwendigkeit einer adäquaten postoperativen Schmerztherapie zu reden, um ihm bewusst zu machen, dass dies einen schnelleren Heilungserfolg nach sich zieht. Schon bei Aufnahme sollte dem Patienten die NRS erklärt werden (Bürkle et al. 2005: S 2).

Genauso ist es eine Aufgabe der Pflege die NRS dem Patienten zu erklären. Bei Ankunft des Patienten aus dem OP, sollte die Pflege im Aufwachraum den Schmerz zusammen mit den Vitalparametern erheben und auf dem vorgesehenen postoperativen Überwachungsblatt dokumentieren. Klagt der Patient über Schmerzen ist dieser wiederum zu evaluieren. *„Schlafende Patienten werden nicht geweckt"* (Bürkle et al. 2005: S 2f).

Wird der Patient wach und schmerzfrei aus dem Aufwachraum auf die Station entlassen, so ist anschließend der Stationsarzt für die Schmerztherapie verantwortlich. Dieser ordnet die Schmerztherapie an, orientiert sich dabei jedoch an den Empfehlungen des Anästhesisten (Bürkle et al. 2005: S 3).

Bürkle et al. (2005: S 3) bestätigen, dass die Pflegekräfte für die Verabreichung der Schmerzmedikamente, die Schmerzerfassung und die Dokumentation verantwortlich sind. Genauso sind sie aufgefordert, den Arzt bei gravierenden oder auffälligen Veränderungen des Patienten zu verständigen.

3.8.2 Ausschluss nicht operationsbedingter Ursachen

Wie bereits beschrieben, ist Schmerz ein Warnzeichen. Deshalb ist es sehr wichtig andere einflussnehmende Faktoren zu beachten (Bürkle et al. 2005: S 3).

So muss man vor der Gabe von Schmerzmitteln mögliche andere Ursachen ausschließen. Dazu gehören unter anderem eine schlechte Lagerung, zu enge Verbände, eine Hämatomentwicklung, eine volle Blase oder die Entwicklung eines Ileus. Sind nicht operationsbedingte Ursachen ausgeschlossen, kann mit der Schmerztherapie begonnen werden. Wobei die Therapie nach dem **individuellen** Bedarf des Patienten erfolgt (Bürkle et al. 2005: S 3).

3.8.3 Praxisbeispiele

Ein frischoperierter Patient erhält eine Basismedikation mit einem Nicht-Opioid-Analgetikum (vielfach schon perioperativ). Dieses sollte eine antiphlogistische Wirkung haben. Bei Schmerzen trotz Basismedikation, NRS über 1, wird ein zentral wirkendes Analgetikum verabreicht. Bürkle et al. (2005: S 3) meinen dazu: *„Die Schmerztherapie muss im Einzelfall den individuellen Umständen des Patienten angepasst werden. Die Verantwortung hierfür liegt beim anordnenden Arzt“.* Der Einsatz eines Analgetikums muss immer kritisch geprüft werden.

In der Praxis heißt das, dass im Aufwachraum bei ständigem Monitoring bei einer NRS über 1 in Ruhe, wenn die Vitalparameter im Normbereich sind, bei einem Patienten mit einem Lebensalter von über 70 Jahren und einem Körpergewicht von unter 50 kg, eine Bedarfsmedikation von 7,5 mg Piritramid (Dipidolor®) als Kurzinfusion (100 ml NaCl 0,9%) verabreicht werden soll. Nach einer definierten Zeit (hier nach einer halben Sunde) sollte eine nochmalige Evaluierung des Schmerzes mit der NRS, unter Berücksichtigung der Vitalparameter erfolgen. Falls keine Schmerzbesserung eingetreten ist, wird dem Patienten die oben genannte Kurzinfusion ein zweites Mal verabreicht. Bei weiterbestehenden Schmerzen muss der Arzt verständigt werden (Bürkle et al. 2005: S 4).

Es gibt jedoch noch andere Schemata zur postoperativen Schmerzbekämpfung. Auch der Mediziner Jaksch aus Wien arbeitet mit dem Wirkstoff Piritramid. Dieses ist in Österreich und Deutschland das Opioid erster Wahl in der postoperativen Schmerztherapie. Seine Richtlinien unterscheiden sich im Wesentlichen nur in der Anwendung von Dipidolor®. Jaksch verdünnt eine Ampulle Piritramid (15mg auf 10ml NaCl 0,9%) und verabreicht diese Lösung bei Patienten unter 70 Jahren und gutem Allgemeinzustand bei einer Einschätzung auf der NRS über 2. Die Verabreichung erfolgt nach dem Bolusprinzip. Dies bedeutet, dass alle 5 Minuten 2ml (3mg) dieser Piritramid-Verdünnung, i.v. (intravenös) injiziert wird. Diese Bolusgaben werden durchgeführt bis der Patient einen NRS von unter 3 hat (Weber et al. 2008: S 19).

Larsen (2007: S 557) schreibt: *„Häufigster Fehler bei der postoperativen Schmerztherapie mit Opioiden ist die Zufuhr nach einem starren Schema!"*

3.8.4 Intravenöse Verabreichung von Piritramid (Dipidolor®)

Der Vorteil der i.v. Verabreichung besteht darin, dass die Wirkung schon nach 2 bis 4 Minuten einsetzt. Bei intramuskulärer oder subkutaner Gabe setzt die Wirkung erst nach 30 bis 60 Minuten ein. Da der Patient im Aufwachraum ständig monitorisiert ist und zusätzlich unter ständiger Beobachtung steht, werden Nebenwirkungen schnell bemerkt. Dadurch hat man größte Sicherheit bezüglich Resorption und Dosierung. So kann man auf unerwünschte Wirkungen sofort reagieren, und die Dosierung optimal anpassen. Wird nach den oben genannten Dosierungs-Schemata für die postoperative Schmerztherapie vorgegangen, kann der Medikamentenspiegel 2 bis 4 Minuten nach Verabreichung nur noch sinken. Wobei bei subkutaner oder intramuskulärer Gabe, vor allem in der postoperativen Phase, keinerlei Sicherheit bezogen auf die Resorptionsmenge und die zur Resorption benötigte Zeit besteht. Der Spiegel von Piritramid im Blut kann nicht eingeschätzt werden. Bei wiederholter Gabe wegen ungenügender Schmerzlinderung besteht über einen langen Zeitraum nach Injektion die Gefahr in toxische Bereiche zu kommen, die schwere Nebenwirkungen (siehe Kapitel 3.8.5) verursachen können (Weber et al. 2008: S19).

3.8.5 Komplikationen der Opioid Schmerztherapie

Beim Einsatz von Opioiden zur Schmerztherapie kann es zu Notfällen oder Komplikationen kommen. Eine Komplikation beschreibt die Atemdepression. Meistens zeigen sich aber mehrere Symptome, da Opioide bei Überdosierung auch sedierend wirken können. Die Patienten präsentieren sich dann schwer bis nicht weckbar, die Atemfrequenz fällt unter 8 Atemzüge pro Minute (Atemdepression). Zusätzlich sinkt die Sauerstoff-Sättigung unter 90% und der Patient wird bradykard (bis unter 50 Schläge pro Minute). Hier muss äußerst schnell gehandelt werden. Dann muss die Opiatzufuhr sofort gestoppt werden. Der Patient wird unmittelbar mit Sauerstoff über Nasenbrille oder O_2 Maske versorgt. Der Patient wird laut zum Atmen aufgefordert. Dieses Vorgehen wird „Kommandoatmung" genannt. Falls innerhalb kurzer Zeit keine Besserung eintritt, wird sofort der Arzt verständigt (Bürkle et al. 2005: S 5f).

Im schweren Notfall muss ein Opiatantagonist, z.B. Narcan, intravenös (i.v.) verabreicht werden, erst dann macht eine Sauerstoff-Gabe Sinn, sagen Weber et al. (2008: S 20). Cave: Wegen der kürzeren Halbwertszeit von Narcan gegenüber von Piritramid, müssen Patienten nach einer solchen Verabreichung weiter genau überwacht werden.

Wie schon erwähnt ist die Atemdepression die meistgefürchtete Komplikation. Schmerz aktiviert die Atmung, der Patient atmet schneller. Durch die Schmerztherapie mit Opioiden wird die Atemfrequenz normalisiert, dies darf aber **nicht** mit einer Atemdepression verwechselt werden! Von dieser spricht man erst bei einer Frequenz von unter 8 Atemzügen pro Minute. Bei massiver

Überdosierung kann durch die zentrale Wirksamkeit von Opioiden eine Atemdepression entstehen. Die physiologische Kohlendioxid-Antwort wird unterdrückt. Dadurch ist es möglich, den Atem bis zum Eintritt des Todes anzuhalten. Dies ist jedoch unter normalen Umständen nicht möglich. Es muss nicht zwingend zu einer Überdosierung kommen. Solange Patienten noch Schmerzen haben, ist eine Atemdepression auszuschließen (Weber et al. 2008: S 20).

Gefährdeter sind ältere Patienten. Bei dieser Patientengruppe ist eine vorsichtigere Dosierung und eventuell eine engmaschigere Überwachung angezeigt.

Allgemein ist zu beachten, dass die Atemfrequenz mehr Aussagekraft hat, als die Pulsoxymetrie (Weber et al. 2008: S 19).

Weitere zentrale Nebenwirkungen bei Gabe von Piritramid sind Übelkeit und Erbrechen, Bradykardie und Blutdruckabfall. Über periphere Opiatrezeptoren kann es zu Obstipation, akutes Harnverhalten sowie Juckreiz kommen (Weber et al. 2008: S 20).

3.9 Medikamente der postoperativen Schmerztherapie

Die postoperative Schmerztherapie sollte als Kombinationsanalgesie durchgeführt werden. Das heißt, dass ein Nicht-Opioid-Analgetikum mit einem Opioid-Ananlgetikum kombiniert wird. Die Kombination mehrerer Opioid-Analgetika ist sinnlos und sollte daher unterbleiben (Bürkle et al. 2005: S 7).

3.9.1 Opioid-Analgetika

Diese können in schwache und starke Opioide eingeteilt werden. Zu den schwachen gehört u. a. das Tramadol (Tramal®). Die Darreichungsformen sind Tabletten oder Tropfen und dadurch nicht geeignet zur adäquaten Schmerztherapie im Aufwachraum. Die Sedierung, Übelkeit und das Erbrechen stehen an erster Stelle der Nebenwirkungen. Tramadol ist nicht für die Dauertherapie, sondern nur für Schmerzspitzen geeignet. Da die Wirkungsdauer kurz ist, ist die Nebenwirkung bezüglich Übelkeit ausgeprägter (Bürkle et al. 2005: S 12). Zu den starken Opioid-Analgetika gehört das Piritramid (Dipidolor®). Auf dieses wurde schon näher im Kapitel 3.8.4 eingegangen.

3.9.2 Nicht-Opioid-Analgetika

Hier wird auf die drei wichtigsten Substanzen, die im deutschsprachigen Raum in der postoperativen Schmerztherapie verwendet werden, eingegangen (Bürkle et al. 2005: S 8).

a) Paracetamol

Perfalgan® hat eine Gute analgetische und antipyretische Wirkung, aber nur eine geringe antiphlogistische Wirkung. An dem schmerzhemmenden Effekt ist neben der peripheren auch eine zentrale Komponente beteiligt, die der Grund ist, dass eine Kombination mit einem rein peripher wirkenden Nicht-Opioid (wie Diclofenac) Sinn macht. Paracetamol eignet sich auch gut zur Kombination mit einem starken Opioid. Bei Überdosierung kann es zu hepatotoxischen Nebenwirkungen bis zum Leberversagen kommen (Bürkle et al. 2005: S 8f).

b) Diclofenac (Voltaren®, Diclobene®)

Die Indikationen für Diclofenac in der postoperativen Schmerztherapie liegen schon im perioperativen Bereich. Die Wirkungsdauer wird mit 8 Stunden beschrieben. Dadurch macht es Sinn Voltaren®, schon nach der Einleitung der Anästhesie, als Kurzinfusion (100 ml NaCl 0,9%) zu verabreichen. Die Kombination mit einem Opioid ist indiziert. Weiters hat Voltaren® einen antiphlogistischen Effekt. Nebenwirkungen können u. a. Blutbildungsstörungen und Nierenfunktionsstörungen sein. Die manifeste Niereninsuffizienz ist deswegen eine absolute Kontraindikation, bzw. die Gefahr eines perioperativen Nierenversagens wie eine vorbestehende Niereninsuffizienz. Zu erwähnen wären noch Volumenmangel, Leberfunktionsstörungen sowie Gerinnungsstörungen als Kontraindikationen (Bürkle et al. 2005: S 10f).

c) Metamizol (Novalgin®)

Dieses Analgetikum wirkt vor allem im Bereich des Zentralen Nervensystems (ZNS) über eine Aktivierung des schmerzhemmenden Systems auf spinaler Ebene. Daher macht es Sinn, Novalgin® mit einem peripher wirkenden Nicht-Opioid-Analgetikum zu kombinieren (z.B. Diclofenac). Eine Kombination mit Perfalgan ist nicht sinnvoll. Wirkeintritt nach i.v. Gabe erfolgt nach 20 bis 30 Minuten und die Wirkdauer wird mit 4 bis 6 Stunden beschrieben. Als Nebenwirkungen sind Hypotension, Juckreiz und vor allen die Agranulozytose beschrieben. Durch die langen Wirkdauer und der Gefahr der Hypotension wird eine Verabreichung als Kurzinfusion (100 ml NaCl 0,9%) über 15 Minuten empfohlen. Die Indikationen sind dieselben wie bei Diclofenac, wobei noch erwähnt werden muss, dass sich Novalgin® aufgrund seiner spasmolytischen Wirkung besonders bei viszeralen Schmerzen (abdominal Chirurgie) sehr gut eignet. Absolute Kontraindikation ist die Granulozytopenie (Bürkle et al. 2005: S 8f).

4 Fazit

Erwähnenswert ist, dass nach Sichtung der Gesamtliteratur kein eindeutiges Bild entstanden ist. Speziell um die Forschungsfragen zu beantworten, war in der ganzen Literatur keine klare Antwort zu finden. Der Grundtenor ist aber: Eine adäquate postoperative Schmerztherapie im Aufwachraum ist unumgänglich.

Larsen (2007: S 557) beschreibt: Der postoperative Schmerz **kann** sich ungünstig auf den Heilungsverlauf auswirken.

Daraus wird gefolgert, dass es nicht wirklich bewiesen ist, wie sich eine Schmerztherapie auswirkt.

Etwas genauer ist da der Mediziner Bürkle, er sagt dezidiert: „*[...] die Notwendigkeit einer adäquaten postoperativen Schmerztherapie, [...], dass dies einen schnelleren Heilungserfolg nach sich zieht*" (Bürkle et al. 2005: S 2).

Das Ergebnis zeigt, dass es wichtig ist eine adäquate postoperative Schmerztherapie durchzuführen, aber es ist nicht sicher belegt, dass sie wirklichen Einfluss auf den Heilungsverlauf/ Heilungserfolg hat.

Auf die Frage der Liegezeit im Aufwachraum, hat der Autor auch nur vage Antworten bekommen. Laut der Medizinerin Rieger können nicht zu knappe Dosierungen von Analgetika intraoperativ, für eine kürzere Liegezeit im Aufwachraum sorgen. Das heißt, der Patient kann früher auf die Station entlassen werden. Auch hier konnte kein eindeutiges Ergebnis erbracht werden.

Wobei sich Tendenzen erkennen lassen, dass eine adäquate postoperative Schmerztherapie sehr wohl Sinn macht und Einfluss auf die Liegezeit im Aufwachraum nimmt.

Schwerer war die Frage zu der Gesamt-Aufenthaltsdauer im Krankenhaus zu beantworten bezogen auf die adäquate postoperative Schmerztherapie. Leider wurden keine konkreten Aussagen gefunden. Aber aus den vorhergehenden Fragen und Antworten, ist der Autor der Arbeit überzeugt, dass diese die Aufenthaltsdauer verkürzt. Dies ist vor allem auf der Tageschirurgie ein Hauptaspekt.

Aus der Erfahrung des Verfassers besteht ein direkter Zusammenhang zwischen Aufenthaltsdauer und einer adäquater postoperativer Schmerztherapie.

Die Hauptaussage dieser Arbeit ist dem Autor erst mit fortlaufender Recherche ersichtlich geworden. Einer der Grundpfeiler der adäquaten postoperativen Schmerztherapie ist sie Zusammenarbeit aller medizinischen Disziplinen (Anästhesie, Chirurgie) und den Pflegekräften. Diese sind im Aufwachraum zuständig für die richtige Evaluierung des Schmerzes unter Berücksichtigung der Vitalparameter und der lückenlosen Dokumentation. Nur so kann man dem Patienten eine ausreichende Schmerztherapie angedeihen lassen.

Dem Verfasser der Arbeit ist aufgefallen, dass es eigentlich keine nähere Definition des Begriffes „Alter" gibt. Kinder werden als „jüngere" oder „ältere" bezeichnet, genauso wird meistens nur von „älteren" oder „alten" Patienten geschrieben. Dies ist zu wenig um eine konkrete Aussage zu tätigen.

Der auf den Schmerz einflussnehmende Faktor „Geschlecht" ist in der gesichteten Literatur auch nicht ausreichend behandelt. Es gibt nur sehr vage Angaben. Doch auch hier muss gesagt werden, dass das Schmerzempfinden von Mann und Frau ist definitiv unterschiedlich ist.

Zusammenfassend kann man sagen, dass jeder Patient nach einer Operation Anspruch auf eine adäquate Schmerztherapie hat. Die Qualität dieser sollte aber hinterfragt werden. Die regelmäßige subjektive empfundene Schmerzstärke wird noch zu wenig evaluiert, aber dies wäre die einzige Voraussetzung für eine individuell angepasste Therapie. Schmerzmittel werden meistens in starren Schemata angeboten, zu selten aber nach Individuellen Bedarf, dazu kommt noch, dass meistens zu geringe Dosen verabreicht werden. Laut Österreichischer Schmerzgesellschaft erhielten nur 48% der Patienten eine präoperative Aufklärung über die Möglichkeiten einer postoperativen Schmerztherapie, (Likar 2008: S 10).

Dem effektiven Schmerzmanagement in der postoperativen Phase schreibt man eine besondere Bedeutung zu: Schmerzen erhöhen die sympathomimetische Aktivität, daraus erfolgt eine Steigerung der Herzfrequenz, des systolischen Blutdruckes und nicht zu vergessen ist die Steigerung des myokardialen Sauerstoffverbrauchs (Likar 2008: S 10).

Durch Planung der Schmerztherapie vor der Behandlung können postoperative Schmerzen schon vor dem operativen Eingriff gezielt vermieden werden. Es sollte schon prä- und perioperativ mit einer Schmerztherapie begonnen werden. Vor dem Ende der Narkose sollen langwirksame Analgetika (z.B. Dipidolor® kombiniert mit Voltaren®) in einer adäquaten Dosierung verabreicht werden, sodass der (zu erwartende) postoperative Schmerz abgefangen wird. Die betroffenen Patienten sollten schon möglichst vor dem operativen Eingriff über die Behandlungsmöglichkeiten des postoperativen Schmerzes aufgeklärt werden. Dies reduziert die Angst und somit auch den Schmerz (Likar 2008: S 10).

Postoperative Schmerztherapie besteht nicht nur aus Verabreichung von Analgetika, nein, auch die interdisziplinäre Zusammenarbeit der verschiedenen medizinischen Fächer (Chirurgie, Anästhesie) und den involvierten Pflegekräften ist wichtig („an einem Strang ziehen") (Likar 2008: S 10f).

Denn nur der gemeinsame Weg führt zum optimalen Benefit unserer Patienten.

5 Literatur- und Abbildungsverzeichnis

ABDA - Bundesvereinigung Deutscher Apothekerverbände (2009):Visuelle Analogskala

http://www.gesundheitslexikon.de/ghl_visuelle_analogskala.html

BÜRKLE, Hartmut et al. (2005): Postoperative Schmerztherapie

http://www.klinikum-memmin-gen.de/fileadmin/anaesthesie/standards/Interdisziplinaere_Schmerzthera pie_Klinikum_MM__2_.pdf

DOCMED (Stand 18.2.2010): Schmerz: Symptomatik und Diagnose

http://vitanet.docmed.tv/index.php?id=609

FAHL, Kathrin / STREHLOW, Karen (Stand 16.02.2010) Was genau ist Schmerz eigentlich?

http://www.vitanet.de/rundumsalter/gesundheit/schmerzen_alter/schmerz definition

LARSEN, Reinhard (2007): Anästhesie und Intensivmedizin für die Fachpflege. 7. Aufl. Springer-Verlag, Heidelberg

LIKAR, Rudolf, (Stand 23.12.2009): Neue Trends in der postoperativen Schmerztherapie

http://www.mediziner.at/content/publikationen/1225353834_2_2.pdf

ONMEDA (Stand 31.01.2010): Schmerzen.

    http://www.onmeda.de/krankheiten/schmerzen-definition-1659-
    2.html?tid=2

SCHÄFFLER, Arne et al. (2000): Pflege Heute. 1. Aufl. URBAN & FISCHER,
München, Jena

SINNESPHYSIOLOGIE (Stand 14.02.2010): Was ist Schmerz?

    http://www.sinnesphysiologie.de/proto02/sinntops/schmerz/Local_Publis
    h/Was_ist_Schmerz_/was_ist_schmerz_.html

WEBER, Günther et al. (2008): Skriptum „Pain Nurse" Weiterbildung, Salzburg